Platillos y postres para diabéticos

Platillos y postres para diabéticos

Editorial Época, S.A. de C.V.
Emperadores núm. 185
Col. Portales
C.P. 03300, México, D.F.

Platillos y postres para diabéticos

© Derechos reservados 2007
© Editorial Época, S.A. de C.V.
    Emperadores núm. 185, Col. Portales
    C.P. 03300, México, D.F.
    email: edesa2004@prodigy.net.mx
    www.editorial–epoca.com.mx
    Tels: 56-04-90-46
            56-04-90-72

ISBN: 970-627-557-6

Impreso en México — *Printed in Mexico*

Introducción

La diabetes es un desorden del metabolismo, el proceso que convierte el alimento que ingerimos en energía. La insulina (hormona segregada por el páncreas) es el factor más importante en este proceso, pues durante la digestión se descomponen los alimentos para crear glucosa, la mayor fuente de combustible para el cuerpo. Esta glucosa pasa a la sangre, donde la insulina le permite entrar en las células. Sin embargo, cuando se padece de diabetes, este proceso tiende a fallar por dos razones: el páncreas no produce insulina o lo hace en menor cantidad; o, las células del cuerpo no responden a la insulina que se produce.

Y es precisamente la causa, lo que llega a distinguir la diabetes, ya que hay de tipo I o juvenil, la causada por falta de insulina, y de tipo II, en donde las células no responden a la que se llega a producir.

Sabiendo esto, sólo nos resta comprender que cuando se padece de diabetes el cuerpo se ve privado de su principal fuente de energía. Además de que los altos niveles de glucosa en la sangre pueden dañar los vasos sanguíneos, los riñones y los nervios, por lo que controlarla resulta de gran importancia, pues la enfermedad no tiene cura.

Pero sí podemos hacer algo por las personas que la padecen, que es orientarlas sobre métodos que permitan controlar la enfermedad, lo cual resulta sencillo cuando se sabe que los niveles de glucosa en la sangre deben controlarse para prevenir complicaciones que pudieran afectar al corazón, al sistema circulatorio, a los ojos, riñones y nervios. ¿Cómo logramos esto?, sencillo, con una dieta planificada, actividades físicas, toma correcta de medicamentos y revisiones frecuentes del nivel de azúcar en la sangre.

El presente libro hará por usted lo primero: orientarlo para que sepa cuál es la dieta que más le conviene, además de que encontrará recetas deliciosas que no lo privarán del sabor, porque estamos conscientes de que la comida es uno de los mayores placeres. Conforme vaya avanzando en la lectura, se dará cuenta de que no hay por qué sacrificarse, pues con sólo cuidar algunos detalles las personas con diabetes podrán llevar una vida libre de privaciones.

¿Cómo detectar la diabetes?

La mejor manera de saber si se sufre de alguna enfermedad es ir al médico. Pero como estamos conscientes de que muchas veces los síntomas se presentan silenciosamente, lo que nos mantiene confiados y hace que nos abstengamos de ir a consultar un médico, haciéndolo únicamente cuando los síntomas se hacen presentes de modo manifiesto, le diremos cuáles son las principales señales de las dos tipos de diabetes.

Cuando se padece de diabetes de tipo I, se presenta:

- Deseos de orinar frecuentemente.
- Sed insaciable.
- Mucha hambre.
- Pérdida de peso.
- Cansancio.

- Irritabilidad.
- Vista borrosa (muchas veces se tiende a perderla por momentos).

Pero cuando se trata de diabetes tipo II, las señales son:

- Algunos síntomas de la diabetes I.
- Numerosas afecciones.
- Las heridas y cortadas se demoran en sanar.
- Hormigueo o insensibilidad en las manos o pies.
- Infecciones frecuentes en la piel, las encías o la vejiga.

El tipo II usualmente se encuentra en pacientes mayores de 45 años de edad, con antecedentes de diabetes en la familia (aunque esto ya no es una regla), sobrepeso, sedentarismo (no hacer ningún tipo de ejercicio) y con el colesterol alto. También es común en ciertos grupos étnicos y en mujeres que tuvieron diabetes durante su embarazo; mientras que la de tipo I es común en la niñez y la adolescencia.

La diabetes y su manejo

Es verdad que se ha avamzado mucho en el tratamiento de la diabetes, pero tal vez nos hemos olvidado de algo importante que es educarnos para su manejo.

Y es que así como nos preparamos y estudiamos para enfrentarnos a la vida, también debemos aprender a aceptar conscientemente cuando se padece una enfermedad, es decir, educar al paciente para que conozca y pueda asimilar su situación de la mejor manera.

Se ha comprobado que la educación del paciente sobre su propia enfermedad sigue siendo la herramienta fundamental para su control. La gente que sufre de diabetes, a diferencia de aquellos con otros tipos de problemas médicos, no puede simplemente tomarse unas pastillas o inyectarse insulina por la mañana, y olvidarse de su condición por el resto del día,

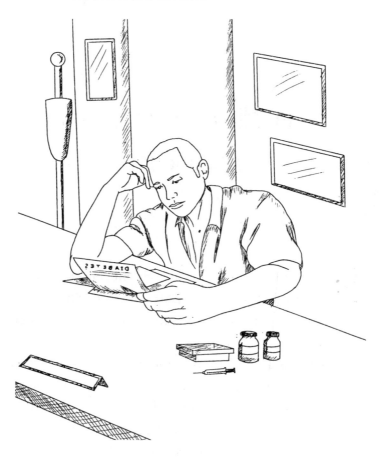

porque cualquier desequilibrio en la dieta, el ejercicio, el nivel de estrés u otros factores, pueden afectar
el nivel de azúcar en la sangre. De ahí la gran importancia de educar al paciente.

De modo que cuanto más se conozcan los efectos
de estos factores, mejor será su control, lo que le per-
mitirá al paciente ganar terreno sobre su condición.

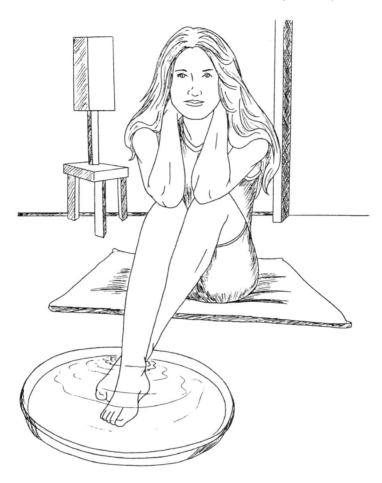

También es necesario que la gente sepa qué puede hacer para prevenir o reducir el riesgo de sufrir complicaciones de la diabetes. Por ejemplo, se estima que con un cuidado correcto de los pies se podría evitar una amputación, ya que debemos tomar en cuenta que las estadísticas muestran que 75% de las amputaciones a nivel mundial es a causa de una complicación en la diabetes.

Puede resultar crudo o impropio hablar de esta manera, pero estamos seguros que sólo sabiendo lo que les puede pasar, las personas van a actuar correctamente. Por lo que resulta de vida o muerte educar al paciente.

Lo que debe saber
sobre la diabetes

Como ya lo mencionamos antes, las personas con diabetes pueden desarrollar hipoglucemia (azúcar baja en la sangre) a causa de demasiada insulina y otros medicamentos que la reducen aún más o por falta de suficientes alimentos. Para que esto no suceda, es muy importante seguir el programa de alimentación y los medicamentos que el médico ha ordenado. Los principales síntomas de hipoglucemia son:

- Temblores.
- Mareos.
- Sudores.
- Aumento de apetito.
- Dolores de cabeza.
- Palidez en la piel.
- Estado de ánimo alterado.
- Movimientos bruscos.

- Dificultad para concentrarse.
- Confusión.
- Comezón alrededor de la boca.

Para que los niveles de azúcar se mantengan en su nivel normal, es necesario que se consuman diariamente los cuatro grupos más importantes de alimentos, que son:

- Frutas y vegetales: naranjas, manzanas, plátanos, zanahorias, espinacas, etcétera.
- Granos enteros: cereales, pan, trigo, arroz, avena, salvado y cebada.
- Productos lácteos: leche, queso y yogur.
- Proteínas: Carnes, pescado, aves de corral, frijoles secos y nueces.

Pero recuerde que demasiada grasa y colesterol en su dieta pueden ser muy dañinos, por lo tanto, productos como carnes rojas, quesos, crema, helados, yema de huevo, mantequilla, aderezos para ensaladas, aceites vegetales, postres y dulces se deben consumir con gran moderación.

Ahora bien, la cantidad de comida que ingiera va a depender de cuánto ejercicio realice, pues ya hemos hablado de la importancia que éste tiene, sobre todo cuando se padece de diabetes. El ejercicio es fundamental para permanecer sano y controlar la glucemia.

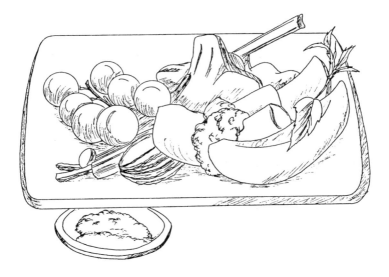

La actividad física debe ser segura y agradable, por lo que antes de realizarla debemos consultar al médico. Sin embargo, cualquiera que sea el acondicionamiento físico que se realice, las personas con diabetes deben recordar ciertas cosas:

• Cuidarse los pies. No nos cansaremos de repetirle esto, porque en verdad es importante. Procure que el calzado sea el apropiado, que le calce bien y que los calcetines siempre estén limpios y secos. Haga que un profesional le corte las uñas. Si nota que tiene alguna herida consulte al médico.

• Tomar dos tazas de agua antes de hacer ejercicio, cada veinte minutos durante el acondicionamiento y cuando termine, aunque no sienta sed.

• Independientemente de la rutina de ejercicios que le hayan encomendado, debe realizar de cinco a diez minutos de calentamiento, antes y después de la misma. Una forma sencilla de hacerlo es caminar.

• Realizarse la prueba de la glucemia antes y después de hacer ejercicio, pues no es recomendable llevar a cabo la actividad si el nivel es mayor a 300.

• Familiarizarse con los signos de la hipoglucemia (concentración baja de glucosa en la sangre) para saber cómo tratarla.

Éstas y otras rutinas en las que su médico le instruirá, son sólo algunas de las muchas cosas que debe saber si quiere llevar una vida normal.

Controlando la hipoglucemia y conociendo la hiperglicemia

Ya hablamos de los signos de hipoglucemia, como debilidad, mareo, aumento de la sudoración, cambios súbitos de la frecuencia cardiaca y sensación de hambre. Si llega a experimentar estos síntomas, deje de hacer ejercicio y hágase la prueba de la glucemia. Si el valor es de setenta o menos, coma de inmediato:

- 1 cucharada de miel, o
- 1/2 vaso de jugo de frutas.

Después de quince minutos, hágase de nuevo la prueba de la glucemia para ver si ya regresó a un nivel más saludable. En cuanto la glucosa se estabilice, si falta por lo menos una hora para la siguiente comida es aconsejable que coma algo.

Como precaución, lleve a mano algo para tratar la hipoglucemia cuando esté haciendo ejercicio, como

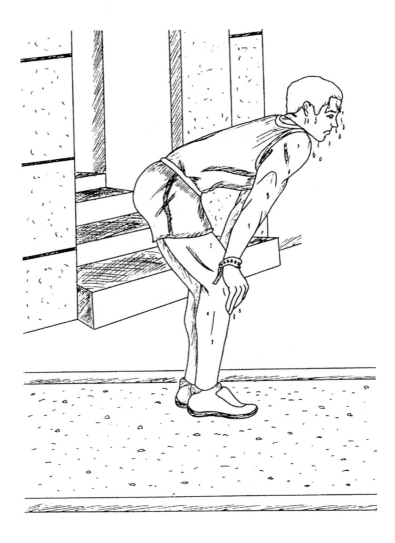

comprimidos de glucosa o caramelos. También es conveniente usar un brazalete o collar de identificación médica por si se presenta una emergencia.

NOTA:

Su médico es quien lo orientará y lo proveerá de lo necesario para realizarse la prueba de hipoglucemia. Aquí sólo lo hemos mencionado porque cuidar este aspecto resulta de gran importancia.

Por otro lado, también puede existir un nivel alto de azúcar en la sangre, lo que se conoce como hiperglicemia. Y sus síntomas son:

- Aumento de hambre.
- Aumento de sed.
- Aumento de micción (ir muchas veces al baño).

Cuando estos síntomas se intensifican debemos consultar al médico, pues comer más de lo normal puede agravar un nivel de azúcar alto.

Estamos seguros de que después de haber leído lo anterior le habrán surgido dudas, por lo que nos vamos a enfocar a ampliar la información. Primero observemos con detenimiento la pirámide que se muestra a continuación.

Tomando en cuenta que se deben consumir alimentos variados para obtener las vitaminas y minera-

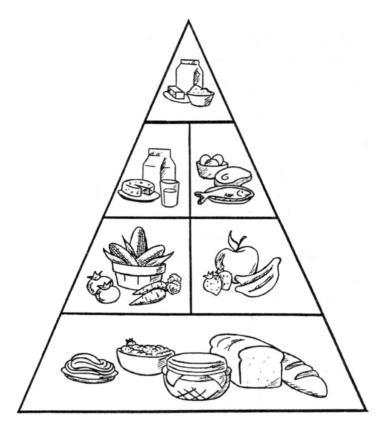

les que necesitamos, le recomendamos que consuma en mayores cantidades alimentos que pertenezcan a los grupos de la parte inferior de la pirámide y menos de los de la parte superior.

¿Y cuáles son las cantidades a consumir?, como ya lo mencionamos antes, esto va a depender de si se realiza o no alguna actividad física, veamos:

• Mujer delgada que hace ejercicio: de 1,200 a 1,600 calorías diarias.

• Mujer de talla mediana que quiere bajar de peso: la misma cantidad de calorías.

• Mujer de talla mediana que no hace ejercicio: la misma cantidad de calorías.

El caso anterior incluye:

6 porciones de féculas (harinas).

3 porciones de hortalizas.

2 porciones de frutas.

2 porciones de leche y yogur.

1 a 3 porciones de grasas.

• Mujer de talla grande que desea bajar de peso: 1,600 a 2,000 calorías.

• Hombre delgado que tiene un peso saludable: misma cantidad de calorías.

• Hombre de talla mediana que no hace mucho ejercicio: misma cantidad de calorías.

• Hombre de talla mediana a grande que desea bajar de peso: misma cantidad de calorías.

Esta cantidad incluye:

8 porciones de féculas.

4 porciones de hortalizas.

3 porciones de frutas.

2 porciones de leche y yogur.

2 porciones de carne o sustituto de carne.

1 a 4 porciones de grasas.

• Hombre de talla mediana a grande que hace ejercicio o trabajo físico: 2,000 a 2,400 calorías.

• Hombre de talla grande que tiene peso saludable: la misma cantidad de calorías.

• Mujer de talla grande que hace ejercicio o trabajo físico: la misma cantidad de calorías.

Lo anterior incluye:

11 porciones de féculas.

4 porciones de hortalizas.

3 porciones de frutas.

2 porciones de leche y yogur.

2 porciones de carne o sustitutos.

1 a 5 porciones de grasas.

Seguramente le han quedado algunas dudas, por lo que es conveniente ir aclarando una a una. Primero hablaremos de las féculas.

FÉCULAS

Las féculas (o almidones) las encontramos en pan, granos, cereales y pasta; así como también en hortalizas con fécula como el maíz y la papa. Estos alimentos le dan al cuerpo energía, vitaminas, minerales y fibra. Las féculas de cereales integrales son las más saludables porque contienen más vitaminas, minerales y fibra. Consuma féculas en cada comida.

Una porción de féculas sería:

- 1 rebanada de pan.
- 1 papa pequeña.
- 1/2 taza de cereal cocinado.
- 1 tortilla.

Dos porciones serían:

- 1 papa pequeña y un elote pequeño.
- 2 rebanadas de pan.

Tres porciones serían:

- 1 plato de arroz.
- 1 pan pequeño, 1/2 taza de garbanzos y 1 papa pequeña.

Para que las porciones de fécula sean más saludables, tome en cuenta lo siguiente:

- Cosuma pan y cereales integrales.
- Ingiera menos féculas fritas y con alto contenido de grasas, como totopos, papas fritas, pasteles y panecillos. Intente comer palomitas de maíz sin grasa, totopos o rodajas de papa al horno, papas al horno o panecillos con bajo contenido de grasa.
- Consuma yogur o crema bajos en grasa o sin grasa.
- Use mostaza en lugar de mayonesa en los sándwiches.
- Use productos bajos en grasa como mayonesa y margarina.
- Consuma el cereal con leche semidescremada, pero no baja en grasas, ya que la leche nos aporta nutrientes de los que no podemos prescindir.

HORTALIZAS

Las hortalizas son lechuga, brócoli, pimientos, zanahorias, chiles, calabaza y demás verduras. Una porción consiste en:

- 1/2 taza de zanahorias.
- 1 plato de ensalada.

Dos raciones consistirían en combinar ambas; mientras que tres porciones serían:

- 1/2 taza de verduras cocidas y 1/2 taza de brócoli cocido.

Con estos ejemplos usted puede crear las combi-
naciones que guste. Ahora nos resta darle algunos consejos para consumir hortalizas.

- Consuma hortalizas crudas y cocidas sin grasa,
salsas ni aderezos, o con muy poca cantidad de ellos.
- Para las hortalizas crudas o en las ensaladas, utilice aderezos bajos en grasa o sin grasa.
- Cocine las hortalizas al vapor con una pequeña
cantidad de agua o de caldo bajo en grasa.
- Para realzar el sabor de las hortalizas de forma
natural, agregue un poco de cebolla picada o de ajo. O
bien, utilice un poco de vinagre o jugo limón.
- Al cocinar las hortalizas agregue un trozo pequeño de jamón magro o de pavo ahumado en lugar
de grasa.
- Si desea usar una pequeña cantidad de grasa,
use aceite de colza, aceite de oliva o margarinas blan-
das (líquidas o en caja) en vez de grasa de carne, mantequilla o manteca.

FRUTAS

Las frutas son excelentes alimentos, pues nos aportan energía, vitaminas, minerales y fibra. Una porción de ellas consiste en:

- 1 manzana.
- 1/2 toronja.
- 1/2 vaso de jugo.

Mientras que ejemplos de dos raciones serían:

- 1 plátano.
- 1/2 vaso de jugo de naranja y 1 taza de fresas picadas.

Ahora veamos algunos consejos para comer frutas de forma saludable:

- Consuma frutas crudas o cocidas, en forma de jugo sin azúcar, enlatadas en su propio jugo o secas.
- Compre trozos más pequeños de fruta, de modo que no se le echen a perder y siempre ingiéralas frescas.
- Si busca satisfacer su hambre, coma pedazos de fruta en lugar de tomar su jugo, a menos que sea alguna receta de *Jugoterapia*.

• Reserve los postres con alto contenido de azúcar y grasas como el pastel de melocotones o el pastel de cerezas para ocasiones especiales.

LECHE Y YOGUR

La leche y el yogur nos dan energía, proteínas, grasas, calcio, vitaminas y minerales. Algunos ejemplos de una ración son:

- • 1 vaso de yogur.
- • 1 vaso de leche semidescremada.

Mientras que un ejemplo de dos porciones sería:

- • 1 vaso de yogur y un vaso de leche semidescremada.

Ahora veamos algunos consejos para consumir sin riesgo estos alimentos:

- • Tome siempre leche semidescremada o descremada.
- • De preferencia consuma yogur sin grasa o con bajo contenido de grasa, endulzado con miel; aunque es mejor si lo ingiere natural.

CARNES Y SUSTITUTOS

En este grupo se encuentran: carnes rojas, aves, huevos, queso, pescados y tofu (alimento que se puede adquirir en las tiendas de comida asiática). Las personas diabéticas deben consumirlas en cantidades pequeñas, sin llegar a eliminarlas, ya que nos ayudan a fabricar tejidos y músculos, además de que nos proporcionan energía, vitaminas y minerales.

Una ración sería:

- 1 huevo.
- 100 grs. de carne, pollo o pescado.
- 2 cucharadas de mantequilla.

Y dos porciones serían:

- 100 grs. de carne, pollo o pescado frito en 2 cucharadas de mantequilla.

Pero debe tomar en cuenta los siguientes consejos:

- Compre porciones de carne de res, cerdo, cordero y jamón que tengan muy poca grasa. Y de preferencia retíreles usted el exceso de grasa.
- Coma pollo o pavo sin piel.

• Cocine la carne o los sustitutos de la carne con poca grasa: a la plancha, a la parrilla, fritos con no más de dos cucharadas de mantequilla, al vapor, etcétera.

• Para darles más sabor, use vinagre, jugo de limón, hierbas, especias y diferentes salsas como soya, mexicana, de tomate o de barbacoa.

• Cocine los huevos con una pequeña cantidad de grasa o con aceite para rociar.

• Consuma con moderación nueces, mantequilla de maní (cacahuate) y pollo frito, ya que estos alimentos contienen muchas grasas.

• Prefiera los quesos descremados o semidescremados.

GRASAS Y DULCES

Estos alimentos contienen muchas calorías, pero no aportan nutrimentos. Productos de este grupo contienen grasas saturadas y colesterol que aumentan el riesgo de sufrir enfermedades cardiacas. Su consumo moderado le ayudará a bajar de peso y a mantener bajo control la glucosa y las grasas en la sangre. Pero ¿quiénes están en este grupo?, alimentos como aceite, aderezos, mantequillas, margarina, aguacate y aceitunas. Mientras que se consideran dulces a los helados, refrescos, galletas, pasteles y caramelos.

Ejemplos de una ración:

- 1 dona.
- 1 pan de dulce.
- 1 galleta de 7 centímetros.
- 1 rebanada de tocino.
- 1 cucharada de aceite.

Ejemplos de dos raciones:

- 1 cucharada de aderezo.
- 2 cucharadas de aderezo sin grasa y 1 cucharada de mayonesa baja en grasa.

Puede consumir dulces de cuando en cuando, procurando que sean sin azúcar; bebidas dietéticas (en caso de refrescos); helados o yogur congelado sin grasa, o chocolate sin azúcar.

El alcohol, al igual que las grasas, aporta calorías pero no nutrimentos. Si bebe alcohol con el estómago vacío, su concentración de glucosa en la sangre puede bajar demasiado. Y el alcohol también puede elevar las grasas de la sangre. Si desea beber alcohol, hable con el médico o el instructor de diabetes sobre cómo se acomoda esto a su plan de alimentación; de otra forma mejor absténgase.

Midiendo las raciones

Para asegurarse de que las raciones siempre sean las adecuadas, use tazas medidoras, cucharadas o balanzas, de modo que tenga muy presente la cantidad de los alimentos. También debe tener cuidado con los alimentos ya preparados, los cuales tienen una etiqueta de nutrición en los empaques; lea antes de consumir para saber qué es lo que se lleva a la boca.

En cuanto a las comidas hechas en casa siga los siguientes consejos:

• Mida una ración de pasta, arroz o cereal seco o caliente y póngala en un tazón o plato. La siguiente vez que coma ese alimento, utilice el mismo recipiente y llénelo al mismo nivel. Esto equivaldrá a una porción.

• Para una ración o porción de leche, mida una taza y viértala en un vaso. Observe a qué altura llega. Siempre que tome leche use un vaso de ese tamaño.

• La carne pesa más antes de cocinarla. Por ejemplo, 150 grs. de carne cruda pesan alrededor de 100 grs.

después de la cocción. En el caso de carnes con hueso, como las chuletas de cerdo o las piernas de pollo, cocine 200 grs. de carne cruda para obtener la porción de 100 grs. de carne cocida.

• Una ración de carne o de un sustituto de la carne (tocino, jamón, etcétera) tiene aproximadamente el tamaño y el grosor de la palma de la mano o de una baraja; si nota que la rebanada es más gruesa, consuma sólo la mitad.

Para cerrar este capítulo, le hablaremos de algunas medidas para determinar sus porciones de forma más sencilla:

• Cuando se hable de puño pequeño (como medida), se está refiriendo a media taza de frutas, hortalizas o féculas.

• El mismo puño pequeño pero hablando de frutas, equivale a un trozo (rebanada).

• Una onza de carne o de queso equivale a una rebanada (ya sabe el grosor) de 3 cms. aproximadamente de largo.

• Y cuando se hable de una pulgada, equivale a una cucharada pequeña.

Ahora sí, usted está listo para iniciar su labor de cocinar.

Platillos para diabéticos

Hemos dividido este capítulo en tres secciones: sopas y arroces, platos fuertes y ensaladas. En cada una de las recetas se menciona la hora en que pueden consumirse, es decir, que deben incluirse en el desayuno, la comida o la cena. Sin embargo, debe estar muy consciente de las porciones que puede ingerir.

Sopas y arroces

ARROZ CON POLLO

2 cucharadas de aceite de oliva.

2 cebollas medianas.

4 dientes de ajo (picados).

2 tallos de apio (cortados en cubos).

2 pimientos verdes (cortados en tiras).

1 taza de hongos (cortados en pedazos).

2 tazas de arroz crudo.

8 piezas de pollo (sin piel).

1 cucharadita de sal (opcional).

3 y 1/2 tazas de caldo de pollo (pase un paño por encima para quitarle la grasa).

4 tazas de sazonador (puede cambiarlo por un cubo de consomé).

3 tomates rojos (cortados en trozos).

1 taza de chícharos.

1 taza de granos de elote.

1 taza de ejotes.

Modo de preparar:

Caliente el aceite en una cacerola que no se pegue. Añada la cebolla, el ajo, el apio, el pimiento verde, y los hongos. Cocine a fuego mediano, removiendo en todo momento, por cerca de tres minutos o hasta que estén tiernos.

Añada el arroz y sofría por tres minutos más, moviendo constantemente hasta que comience a dorar. Agregue el pollo, la sal, el caldo de pollo, el agua, el sazonador y los tomates. Espere hasta que el agua hierva, baje el fuego y deje que continúe hirviendo.

Cubra la cacerola y deje que hierva hasta que toda el agua se absorba y el arroz esté tierno; el proceso tarda veinte minutos aproximadamente. Transcurrido este tiempo, agregue los chícharos, los granos de elote y los ejotes, cocine por diez minutos más. Sirva de inmediato.

Este platillo equivale a ocho porciones, y puede incluirlo a la hora de la comida como primer plato, o si lo prefiere, sirva con ensalada verde y rodajas de tomate. Una porción equivale a un plato pequeño, el cual contendrá 330 calorías.

CAZUELA DE VEGETALES Y LENTEJAS

2 cebollas (picadas).
1 chile colorado (picado).

1 manojo de perejil (picado).

1/4 de col cortada en juliana (tiras delgadas).

3 zanahorias (cortadas en cubos).

2 ramitas de apio (picadas).

2 calabazas (cortadas en cubos).

2 tazas de lentejas (cocidas).

2 tazas de puré de tomate.

1 pizca de sal.

1 pizca de orégano.

1 pizca de tomillo.

1 cubo de caldo de verduras.

1/2 taza de aceite.

Modo de preparar:

Ponga en una cacerola el aceite, las cebollas, el chile, el perejil, la col, las zanahorias, el apio, las calabazas, el puré de tomate y el cubo de caldo. Póngale tapa a la cacerola y deje cocinar durante diez minutos, después agregue las lentejas. Revuelva y cocine hasta que los vegetales estén tiernos.

Por último, destape el guiso y sazone con todas las pizcas. Le dejamos como opción agregar un poco de queso rallado, el cual no incluimos en los ingredientes. Sirva este plato a la hora de la comida, tomando en cuenta que una porción equivale a un plato pequeño.

ARROZ CON ESPÁRRAGOS

1 taza de arroz.

1 cebolla mediana.

2 hojas de laurel.

2 cucharadas de mantequilla.

3 cucharadas de aceite.

2 tomates rojos picados.

2 cucharadas de perejil picado.

1 taza de garbanzos al natural.

1 pimiento morrón colorado.

1 atado de espárragos.

Modo de preparar:

Pique la cebolla y póngala en un sartén junto con la mantequilla, el aceite y un chorro de agua. Cuando se ablande, agregue el arroz y el laurel, revolviendo bien todo hasta que quede bien impregnado. Añada un poco de caldo caliente y cocine a fuego lento, destapando para agregar más caldo, y revolviendo en todo momento. Deje que se cocine durante diez minutos; transcurrido este tiempo agregue los tomates picados, el perejil y el morrón (todo finamente picado). Deje en el fuego hasta que el arroz esponje.

Aparte, ponga a cocer los garbanzos y los espárragos; cuando estén listos, incorpore al arroz. Si lo desea puede espolvorear con queso. Una porción equivale a un plato pequeño; sirva a la hora de la comida como primer plato.

ARROZ INTEGRAL CON SALSA DE VEGETALES

Salsa de vegetales (adquiera en el supermercado).

1/4 de taza de aceite de oliva.

2 puerros (cortados en rodajas).

1 morrón o chile colorado.

1 zanahoria mediana.

1 tallo de apio.

2 tomates rojos.

300 grs. de champiñones.

3 cucharadas de salsa de soya.

1 cucharada de azúcar clara.

200 grs. de tofu picado (se compra en las tiendas de comida asiática).

2 tazas de arroz integral.

3 ramas de perejil picado.

Modo de preparar:

Ponga al fuego una cacerola, agregue el aceite, los puerros cortados en rodajas y el morrón cortado en tiras, deje cocinar unos tres minutos y añada las zanahorias ralladas, el apio picado, los tomates pelados y picados. Mezcle y tape la cacerola, dejando cocinar por diez minutos; puede agregar agua si así lo requiere. Incorpore los champiñones cortados en láminas, la salsa de verduras y el azúcar, revolviendo todo muy bien. Acomode el tofu picado y espolvoree con perejil también picado. Una porción equivale a un plato pequeño; sirva en la comida como primer plato.

CAZUELA DE VERDURAS

2 elotes tiernos.

500 grs. de calabazas.

2 zanahorias medianas.

1 papa mediana.

2 cebollas blancas medianas.

1 y 1/2 litro de agua.

250 grs. de cebada (sin cáscara).

1 manojo de perejil (picado).

2 dientes de ajo (picados).

2 hojitas de albahaca.

1/2 cucharada de sal gruesa.

1/4 de taza de aceite.

Modo de preparar:

Desgrane los elotes; pele las calabazas y córtelas en trozos pequeños. Aparte corte en rodajas las zanahorias, las papas y la cebolla. Ponga todas las verduras en una olla y agregue agua y sal. Deje que hierva todo durante diez minutos.

Transcurrido el tiempo, agregue la cebada con el perejil picado, los dientes de ajo y las hojas de albahaca. Deje cocinar veinte minutos más, o hasta que esté cocida la cebada. Retire del fuego y deje reposar unos minutos. Luego incorpore el aceite y el resto del perejil. Una porción equivale a un plato pequeño; sirva durante la comida como primer plato.

SOPA DE ESPINACAS

3 cucharadas de aceite de oliva.

1 cebolla colorada.

200 grs. de brotes de soya.

1 manojo de espinacas.

1 manojo chico de perejil.

1/2 taza de fideos chicos para sopa.

1 litro de agua.

300 grs. de tofu rallado.

Jengibre rallado (1 cm aproximadamente).

Sal (al gusto y opcional).

Modo de preparar:

Ponga el aceite en una cacerola, agregue una cucharada de agua y la cebolla picada, tape y deje rehogar unos minutos. Después vierta las espinacas, lavadas y cortadas en tiras; haga lo mismo con las ramas de perejil. Agregue más agua y deje hervir durante diez minutos.

Retire del fuego y muela el contenido en la licuadora, vuelva a echar en la cacerola y agregue los brotes de soya picados, el jengibre y la sal. Deje cocinar hasta que levante el hervor y agregue los fideos, dejándolos cocinar.

Cuando los fideos estén listos, corte el tofu y esparza por todo el guisado; retire del fuego y deje reposar unos minutos antes de servir. Una porción equivale a un plato pequeño; sirva durante la comida como primer plato.

TALLARINES EN SALSA

1 y 1/4 taza de harina.

1 y 1/4 taza de sémola de trigo.

1/2 taza de gluten.

1 cucharada pequeña de sal.

1 cucharada de aceite.

1 taza de agua.

Ingredientes de la salsa:

1/4 de taza de aceite.

1 kg. de tomates maduros.

1 cebolla.

1 tallo de apio.

2 hojas de albahaca.

2 dientes de ajo.

1 cucharada pequeña de azúcar.

Sal y pimienta al gusto.

Modo de preparar:

Mezcle las harinas con la sal, ponga sobre una base en forma de corona y agregue en el centro el aceite y agua, mezcle hasta formar una masa de consistencia dura. La cantidad de agua dependerá de las harinas, así que usted será quien la determine. Amase vigorosamente. Forme un bollo, alisándolo con las manos. Deje reposar media hora colocando encima un paño seco. Pasado ese tiempo, aplaste el bollo con la palma de la mano y comience a extender la masa con un rodillo de manera uniforme hasta que quede fina, espolvoreando de vez en cuando con un poco de harina. Siempre conviene estirar la masa del centro hacia el borde superior y del centro hacia el borde inferior; luego gire la masa y repita. Una vez estirada, cubra con un paño y deje orear quince minutos. Luego doble la masa varias veces sobre sí misma formando un rollo y comience a cortarla en tiras de un centímetro aproximadamente. Distribuya las tiras sobre la mesa y espolvoree con harina. Aparte, ponga a hervir agua y vierta ahí las tiras de masa. Cuando los tallarines estén listos, retire del fuego y prepare la salsa.

Preparación de la salsa:

Corte la cebolla en rodajas bien finas y ponga en una cacerola; agregue los tomates pelados y picados, el tallo de apio picado, las hojas de albahaca cortadas en trozos con las manos, el ajo picado sin el brote central y el aceite. Tape la cacerola y hierva a fuego medio hasta que dé el primer hervor. Destape, agregue el azúcar, la sal y pimienta al gusto. Continúe cocinando a fuego lento y revolviendo hasta que la salsa quede algo espesa. Retire del fuego. Si lo prefiere puede licuar la salsa, o bien, servirla así. Una porción equivale a un plato pequeño. Sirva en la comida como primer plato.

CALDO VEGETAL

3 litros de agua.

2 cucharadas de aceite de oliva.

2 tomates rojos medianos.

1/2 cucharada de sal.

3 dientes de ajo.

1/2 taza de poro rebanado.

1 taza de col picada.

1 pimiento morrón mediano.

1/2 taza de perejil picado.

1/2 taza de apio picado.

1/2 nabo picado.

Modo de preparar:

Ponga el agua a calentar; cuando suelte el hervor agregue todos los ingredientes, a excepción de los tomates y el aceite de oliva. Tape y deje cocer a fuego lento, hasta que las verduras se ablanden.

Aparte, ponga el aceite de oliva en una sartén, eche los tomates previamente triturados (ya no deben tener semillas ni piel), fría hasta que quede una salsa espesa. Añada al caldo y deje hervir un poco más. Una porción equivale a un plato pequeño. Sirva durante la comida como primer plato.

CREMA DE VERDURAS

l cucharada de semilla de eneldo.

l taza de caldo vegetal (hecho con la receta anterior).

l taza de verduras (de la receta anterior).

l taza de leche descremada.

Una cucharada de sal (opcional).

Modo de preparar:

Remoje en un cuarto de taza de agua tibia las semillas de eneldo. Después de dos horas, muela las semillas, cuele y ponga a cocinar en una cacerola, agregue la leche y baje el fuego. Después de unos minutos, agregue las verduras licuadas y remueva todo hasta que se incorpore la mezcla. Añada poco a poco el caldo vegetal y la sal. Sirva caliente, durante la comida, como primer plato.

SOPA DE ESPINACAS

100 grs. de fideos (de preferencia chinos).

1 y 1/2 litros de agua.

3 cucharadas de ajonjolí.

250 grs. de espinacas.

3 dientes de ajo.

3 cucharadas de ají (chile) en polvo.

1/2 cebolla.

3 cucharadas de salsa de soya.

1 cucharada de sal (opcional).

Modo de preparar:

Desinfecte las espinacas; aparte ponga el agua a calentar y cuando suelte el hervor agregue la cebolla cortada en rodajas y los ajos. Deje hervir diez minutos, luego agregue el chile, la sal, la salsa de soya, las espinacas picadas y los fideos. Apague el fuego y deje reposar quince minutos. Por último, agregue una cucharada de ajonjolí; una porción equivalente a un plato pequeño; sirva en la comida como primer plato.

CREMA DE APIO

1 y 1/2 litros de agua.

5 ramas de apio (cortado en trozos).

5 cucharadas de leche descremada.

3 dientes de ajo.

1 pizca de pimienta.

1 cebolla.

1 cucharada de sal (opcional).

Modo de preparar:

Ponga a cocer el apio, los ajos y media cebolla, hasta que estén muy suaves. Aparte, pique la cebolla restante y póngala a hervir en media taza de agua, vierta la leche. Tape la cacerola y deje al fuego lento durante diez minutos. Mueva de vez en cuando.

Licue el apio cocido y cuele, agregue a la cebolla. Sazone con sal y pimienta. Sirva caliente; una porción equivale a un plato pequeño; éste será un perfecto primer plato durante la hora de la comida.

SOPA FRÍA DE YOGUR

1/2 taza de agua.

1 cucharada de aceite de oliva.

3 tazas de yogur descremado.

1 pepino (cortado en cuadros).

3 ajos (finamente picados).

1 cucharada de sal (opcional).

1 taza de hojas de menta picadas.

Modo de preparar:

En un recipiente, mezcle todos los ingredientes. Lleve el plato al refrigerador y enfríe durante dos horas antes de servir. Puede consumirlo como primer plato a la hora de la comida, tomando en cuenta que una porción equivale a un plato pequeño.

Platos fuertes

TORTILLA ESPAÑOLA

5 papas pequeñas (peladas y cortadas en rebanadas).

1 cucharada de aceite de oliva.

1 calabacita verde pequeña (cortada en rebanadas).

1 y 1/2 taza de pimientos verdes (cortados en tiras finas).

5 hongos o champiñones (rebanados).

1/2 cebolla mediana (picada).

3 huevos enteros (batidos).

5 claras de huevos (batidas).

3 rebanadas de queso mozzarella (descremado).

1 cucharada de queso parmesano.

1 pizca de sal de ajo.

1 pizca de pimienta.

Modo de preparar:

Precaliente el horno a una temperatura de 190° C. Cocine las papas en agua hirviendo hasta que estén tiernas. En una sartén de teflón añada el aceite vegetal y caliente a temperatura mediana. Agregue la cebolla y dórela. Añada los vegetales y sofríalos hasta que estén casi tiernos.

En un plato hondo mediano, bata los huevos y las claras, añada la sal de ajo con hierbas, la pimienta y el queso mozzarella. Vierta la mezcla de huevos y queso sobre los vegetales ya cocidos. Engrase un molde de 10 pulgadas (25 cms.) o una sartén que pueda usarse en el horno. Vierta la mezcla de papas y huevo en el molde o sartén. Ponga una capa de queso parmesano encima y hornee la tortilla hasta dorar, aproximadamente treinta minutos. Es un platillo que se puede servir en el desayuno, la comida o la cena; tomando en cuenta que de esta tortilla salen cinco porciones, así que primero córtela y después sírvase un trozo.

PICADILLO DE PAVO

500 grs. de carne magra o pechuga de pavo (cortada en cubitos).

Harina de trigo integral (entera).

1/4 de cucharada pequeña de sal (opcional).

1/4 de cucharada pequeña de pimienta.

1/4 de cucharada pequeña de comino.

1 y 1/2 cucharadas de aceite de oliva.

2 dientes de ajo (picados).

2 cebollas medianas (rebanadas).

2 tallos de apio (cortados en pedazos).

1 pimiento verde (cortado en pedazos).

1 tomate rojo mediano (finamente picado).

5 tazas de caldo de carne o de pavo (sin grasa).

5 papas chicas (peladas y cortadas en cubos).

12 zanahorias pequeñas.

1 y 1/4 de taza de ejotes verdes.

Modo de preparar:

Precaliente el horno a 190° C. Mezcle la harina de trigo con la sal, la pimienta y el comino y pase los cubitos de carne o pavo por esta mezcla. Sacuda el exceso de harina.

En una sartén grande, caliente el aceite de oliva a fuego medio. Añada los cubitos de carne o pavo y sofría hasta que doren, cerca de diez minutos. Coloque la carne o pavo en un molde para hornear. Añada el ajo picado, el pimiento y la cebolla a la sartén y cocine hasta que los vegetales estén tiernos, cerca de cinco minutos.

Añada el tomate picado y el caldo. Cuando hierva, viértalo sobre los trozos de carne o pavo. Cubra el molde y hornee por una hora. Saque del horno y añada las papas, las zanahorias y los ejotes verdes, cocine por otros veinticinco minutos o hasta que estén tiernos. Sirva a la hora de la comida, como plato fuerte, acompañándolo con lechuga y pepino. Una porción equivale a un plato.

PECHUGA CARIBEÑA

2 cucharadas de aceite de oliva.

1 cebolla mediana (picada).

1/2 taza de pimiento rojo (picado).

1/2 taza de zanahorias (cortadas en tiras).

1 diente de ajo (picado).

1/2 taza de vino blanco seco.

150 grs. de pechuga de pollo.

1 tomate rojo (picado).

2 cucharadas de aceitunas maduras sin semillas (picadas).

2 cucharadas de queso feta o de queso ricotta bajo en grasa (descremado y desmenuzado).

Modo de preparar:

En una sartén grande caliente el aceite a fuego mediano. Añada la cebolla, el pimiento rojo, las zanahorias y el ajo; sofría por diez minutos. Añada el vino y deje que todo hierva. Separe los vegetales hacia un lado de la sartén. Coloque el filete de pechuga en el centro de la sartén. Cubra y cocine por cinco minutos.

Añada el tomate y las aceitunas. Riegue el queso por encima de todo. Cubra; cocine durante tres minutos o hasta que el pollo esté firme pero aún tierno. Ponga el pollo en un plato de servir, adorne con los vegetales y finalmente vierta por encima los jugos de la sartén. Sirva a la hora de la comida como plato fuerte; equivale a una porción.

PIZZA DE DOS QUESOS

Harina de trigo integral (entera).

1 lata de masa para pizza.

2 cucharadas de aceite de oliva.

1/2 taza de queso ricotta bajo en grasa (parcialmente descremado).

1/2 cucharada pequeña de albahaca seca.

1/4 de cucharada pequeña de sal (opcional).

1 cebolla pequeña (picada).

2 dientes de ajo (picados).

2 tazas de hongos (picados).

1 pimiento rojo grande (cortado en tiritas).

4 rebanadas de queso mozzarella bajo en grasa (parcialmente descremado y desmenuzado).

Modo de preparar:

Precaliente el horno a 218° C. Esparza la harina de trigo sobre una superficie plana. Desenrolle la masa para pizza y pásele el rodillo hasta que la masa esté al espesor de su agrado.

Engrase un molde para hornear galletas. Ponga la corteza de pizza en el molde. Con una brocha, unte aceite de oliva sobre la masa de pizza. Mezcle el queso ricotta con la albahaca seca, el ajo, la cebolla y la sal, y esparza esta mezcla sobre la pizza. Vierta el queso mozzarella sobre la pizza y, finalmente, agregue los hongos y el pimiento. Hornee de trece a quince minutos hasta que el queso se derrita y la corteza se dore. Corte en ocho rebanadas; una porción equivale a dos rebanadas. Sirva en la comida como plato fuerte, acompañado de frijoles.

LASAGNA DE BERENJENA

1 cucharada de aceite de oliva.

1 cebolla mediana (cortada en rebanadas).

1 berenjena mediana (cortada en rebanadas finas).

1 tomate grande (cortado en rebanadas).

1 diente de ajo (picado).

1 taza de tomate rojo triturado.

1 y 1/2 cucharaditas de albahaca seca.

1 y 1/2 cucharaditas de orégano seco.

1/4 de cucharadita de sal (opcional).

8 rebanadas de queso mozzarella bajo en grasa (parcialmente descremado y desmenuzado).

Modo de preparar:

Precaliente el horno a 218° C. En una sartén mediana caliente el aceite de oliva a fuego mediano. Sofría la cebolla hasta que esté dorada pero sin quemarse, cerca de tres minutos. Vierta la cebolla a un molde para hornear.

Sofría el ajo por un minuto. Añada el tomate triturado, la albahaca, la sal y el orégano y cocine a fuego medio por diez minutos. Esparza una capa de esta mezcla sobre la capa de cebollas. Ponga encima de todo una capa de berenjenas cortadas en rebanadas finas y prosiga con una capa de tomates finamente cortados. Esparza una parte del queso mozzarella sobre todo. Repita las capas de berenjena, tomate y queso hasta que se terminen todos los ingredientes.

Finalmente esparza una capa de queso mozzarella sobre todos los ingredientes. Cubra con papel aluminio y hornee por veinticinco minutos hasta que los vegetales se cocinen. Destape y hornee de diez a quince minutos más o hasta que la capa de queso se derrita y se dore. Una porción equivale a un plato chico. Sirva como plato fuerte durante la comida.

CAZUELA DE MARISCOS

6 tazas de agua.

2 tazas de vino blanco.

3 tallos de apio (picados).

3 zanahorias medianas (picadas).

500 grs. de camarones grandes, crudos y lavados.

500 grs. de cangrejos de río.

2 cucharadas de aceite de oliva.

2 cebollas medianas (picadas).

1 pimiento rojo mediano (picado).

1 pimiento verde mediano (picado).

4 tomates medianos (picados).

2 cucharadas de puré de tomate.

2 cucharaditas de tomillo fresco (picado).

2 cucharaditas de orégano fresco (picado).

500 grs. de robalo (cortado en pedazos).

500 grs. de calamares pequeños (limpios y rebanados).

Sal (al gusto).

Pimienta (al gusto).

Modo de preparar:

En una cacerola grande, que no sea de aluminio, mezcle el agua, el vino blanco, el apio y las zanahorias. Ponga a hervir y cocine por cinco minutos. Añada los camarones y los cangrejos de río, hierva de tres a cuatro minutos, luego retire del caldo los camarones y los vegetales; reserve el caldo.

Pele los cangrejos de río y los camarones, descarte las conchas. Caliente el aceite de oliva en una cacerola grande a fuego medio. Cocine las cebollas y los pimientos hasta que estén tiernos, cerca de seis minutos. Añada los tomates, el puré de tomate, el tomillo y el orégano, luego agregue el caldo que había reservado y ponga todo a hervir.

Después añada el robalo y los calamares y deje hervir por dos minutos. Regrese los cangrejos de río, los camarones y vegetales al caldo, y deje hervir por un minuto más. Sazone a su gusto y sirva inmediatamente en cazuelas o platos hondos. Una porción equivale a un plato; sirva durante la comida.

PASTEL DE ESPINACAS

3 manojos de espinacas.

2 hojas de laurel.

1 cebolla grande.

1 pimiento morrón rojo grande.

1/4 de taza de agua.

2 cucharadas de aceite.

1/2 taza de queso magro rallado.

1 cucharada de fécula de maíz.

3 claras de huevo.

2 cucharadas de aceite.

1 pizca de nuez moscada.

1 pizca de sal.

Modo de preparar:

Lave bien las espinacas y póngalas en una cacerola sólo con el agua de enjuague. Lleve al fuego con la cacerola destapada y apenas las hojas se marchiten, retírelas y agrégueles las hojas de laurel.

Aparte, ponga en una cacerola la cebolla picada y el morrón cortado en tiras finas. Agregue media taza de agua y las dos cucharadas de aceite. Tape la cacerola y deje cocinar unos minutos o hasta que las verduras estén tiernas. Durante la cocción, mueva para que no se pegue y agregue más agua caliente o caldo en caso de que sea necesario.

Después, quite las hojas de laurel de las espinacas. Agregue más agua a las espinacas y disuelva la fécula. Añada la cebolla y el morrón cocidos. Agregue el queso rallado, las claras y una cucharada de aceite. Condimente al gusto, y vuelque en una placa o fuente de horno previamente engrasada. Meta al horno durante cuarenta minutos, o hasta que dore. Corte en seis rebanadas; una porción equivale a una rebanada. Sirva durante la comida.

BISTEC DE SOYA

2 cucharadas de aceite para freír.

300 grs. de carne de soya.

2 cucharadas de salsa de ostión.

2 limones (el jugo).

1/2 taza o 100 mililitros de crema .

1 pizca de nuez moscada.

1 pizca de sal.

1 pizca de pimienta.

250 grs. de queso de soya.

Modo de preparar:

Coloque la soya en una cacerola con agua y hierva a fuego medio por treinta minutos o doce minutos en microondas. Luego, retire la soya del recipiente con agua y déjela enfriar. Una vez fría apriétela hasta que no le salga agua. Entonces estará lista para cocinar.

Aparte, caliente el aceite en una sartén, fría la carne de soya con la salsa de ostión y el jugo de limón. Licue el queso con la crema, sazone con nuez moscada, sal y pimienta. Caliente la salsa a fuego lento, hasta que reduzca el volumen. Bañe la carne con la salsa y acompañe con verduras al vapor. Una porción equivale a un plato.

CHORIZO DE SOYA

250 grs. de soya de picadillo (adquiérala en las tiendas naturistas).

1/2 taza de vinagre.

3 cucharadas pequeñas de ajo molido.

1 cucharada pequeña de comino.

1/2 cucharada pequeña de pimienta.

2 cucharadas pequeñas de orégano.

1 ramita de tomillo molida.

1 ramita de mejorana molida.

10 chiles anchos tostados y molidos.

5 chiles cascabel tostados y molidos.

Hierbas de olor.

Sal (al gusto).

Modo de preparar:

Se trata de una receta típica de nuestro país. Remoje la soya en agua hirviendo con hierbas de olor (mejorana, tomillo, laurel, orégano). Cuando se ablande, escurra hasta que ya no le salga agua.

Mezcle el resto de los ingredientes y agregue ahí la soya. Lleve al refrigerador y deje reposar por lo menos dos horas. Se come por lo general durante el desayuno, acompañado con un huevo. Esto equivaldrá a una porción de carne, una de vegetales y una de grasa, así que tenga un poco de cuidado al hacer sus cuentas.

ASADO DE SOYA

1 taza de papa cocida.

1 taza de chícharos cocidos.

1/4 de cebolla.

15 trozos de soya texturizada.

1/2 taza de zanahoria (cocida).

3 tomates rojos.

1 diente de ajo.

1/2 cucharada de sal.

1 taza de caldo de verduras.

2 ramas de hierbas de olor.

Modo de preparar:

Hidrate la soya desde la noche anterior, escurra y ponga a cocer en agua con sal. Exprima antes de usarla. Corte los trozos en dos y reserve. Licue los tomates, la cebolla y el ajo, ponga esta mezcla en una cacerola, deje que sazone; luego agregue el caldo de verduras, la soya y las verduras; añada las hierbas de olor. Deje hervir quince minutos aproximadamente y sirva caliente. Una porción equivale a un plato de este guisado, el cual se sirve únicamente durante la comida.

BROCHETAS

12 coles de Bruselas.

2 cebollas medianas.

1 pimiento morrón rojo.

12 ciruelas pasas deshuesadas.

12 champiñones chicos.

12 aceitunas verdes sin hueso y rebanadas.

1 pepino.

Aceite de oliva.

1 pizca de sal.

1 pizca de pimienta.

1 pizca de orégano.

Palitos para brochetas.

Modo de preparar:

Limpie las coles y revuélquelas en abundante agua hirviendo. Una vez que levanten el hervor, déjelas dos minutos. Escurra y deje que se enfríen.

Corte las cebollas en gajos y el morrón en trozos medianos. Limpie con un paño los champiñones y corte el pepino en rodajas de dos centímetros de espesor con cáscara. Arme las brochetas en los palitos; es decir, ponga un trozo de cada uno de los ingredientes, luego repita, hasta llenar.

Mezcle el aceite con la sal y la pimienta. Eche sobre las brochetas y esparza orégano. Acomode las brochetas en una plancha y cocine rotándolas. Sirva acompañadas de una ensalada. Una porción equivale a dos brochetas pequeñas o una grande.

PIZZÁ DE PAPA

Para la masa:

500 grs. de papas medianas.

1 taza de harina integral fina.

3 cucharadas de aceite de oliva.

1 pizca de sal.

1 pizca de pimienta.

1 pizca de nuez moscada.

Ingredientres para la salsa:

2 tazas de tomates rojos (pelados y picados).

1/4 de taza de aceite de oliva.

1 cebolla (cortada en rodajas finas).

1 pimiento rojo.

100 grs. de tofu.

1 cucharada pequeña de tomillo.

1 cucharada pequeña de orégano.

3 o 4 hojas de albahaca.

Aceite de oliva.

1 pizca de sal.

1 pizca de pimienta.

Modo de preparar:

Ponga en un recipiente los tomates, la cebolla, el pimiento cortado en rodajas, el tofu picado, el tomillo, el orégano y las hojas de albahaca cortadas en trozos

con las manos. Condimente con aceite, sal y pimienta.
Deje reposar un rato.

Cocine las papas enteras. Cuando estén listas, pele
y triture. Póngalas en un tazón y agregue harina, aceite y condimentos. Mezcle todo bien y amase hasta que
esté firme.

Cubra con esta masa un molde para pizza, previamente engrasado. Vierta encima la salsa y lleve todo al
horno a temperatura moderada durante veinticinco minutos aproximadamente. Corte el platillo en seis porciones. Sirva una durante la comida, acompañada de
ensalada verde.

HAMBURGUESAS DE SOYA

2 papas cocidas en puré.

2 tazas de soya granulada.

Lecitina de soya.

1 taza de perejil (picado).

1 ajo (machacado).

Modo de preparar:

Hidrate la soya desde la noche anterior, escurra y
ponga a cocer en agua con sal, durante veinte minutos. Exprima para que no le quede agua. Amase la soya
y agregue el puré de papa, haga con esto una mezcla;
vierta el ajo, la sal y el perejil. Forme las hamburguesas

y póngalas en una sartén, previamente engrasada con lecitina de soya. Deje que doren y sirva de inmediato. Una porción equivale a una hamburguesa, la cual deberá acompañar de cualquiera de las ensaladas.

MORRONES RELLENOS

4 pimientos morrones.

1 cebolla (rallada).

2 cucharadas de aceite de soya.

2 cucharadas de avena instantánea.

2 tazas de frijoles de soya.

2 hojas de laurel.

1 taza de arroz integral.

3 tazas de caldo de verdura.

1 cucharada pequeña de orégano.

1 cucharada pequeña de tomillo.

1 pizca de chile molido.

1 cucharada pequeña de salsa de soya.

Ingredientes para la salsa:

1 taza de leche de soya o caldo.

1 cucharada de fécula de papa o almidón de maíz.

1 cucharada de margarina (mantequilla).

1 pizca de nuez moscada.

1 pizca de pimienta.

1 pizca de sal.

Modo de preparar:

Ponga los frijoles de soya a remojar en abundante agua y déjelos durante casi un día entero. Luego cocínelos en agua con el laurel para que tomen un sabor más agradable. Una vez que estén listos, retire y escurra. Aparte, cocine el arroz integral en el caldo de verduras, para que tome más sabor. Después mezcle con la soya, añada cebolla, aceite y la avena, mezcle todo.

Para la salsa, ponga en una cacerola la fécula, agregue poco a poco la leche de soya. Luego incorpore la mantequilla, lleve al fuego y revuelva hasta que espese. Incorpore la salsa a la preparación anterior, mezclando todo hasta formar una pasta.

Con un paño limpie los morrones, corte la parte superior y retire las semillas con mucho cuidado para que no los rompa. Rellene con la pasta anterior y espolvoree con pan integral rallado, añada un poco de aceite. Coloque los pimientos en una cacerola y vierta un poco de agua. Tape la cacerola y deje en el fuego hasta que estén cocidos. Acompañe con ensalada; una porción equivale a un pimiento morrón. Sólo se sirve en la comida.

CHAYOTES RELLENOS

1 taza de granos de elote.

1/2 taza de cebolla (picada).

4 chayotes grandes (cocidos y pelados).

1 taza de soya granulada hidratada.

3 chiles guajillo (desvenados y sin semillas).

1/2 taza de cilantro (picado).

Modo de preparar:

La soya se hidrata con agua caliente, cuando esté blanda se escurre. Antes de usarla, la tiene que exprimir para retirarle el exceso de agua. Ponga a cocer los granos de elote; añada la cebolla y la soya.

Aparte, tueste los chiles y licue, agréguelos a la soya, colándolos. Agregue con sal y permita que se sazone a fuego lento. Luego corte los chayotes a la mitad, retire con una cuchara un poco de su pulpa, mezcle ésta con la soya y ya que esté cocida rellene los chayotes. Una porción equivale a un chayote completo, es decir, dos mitades.

PIZZA DE ESPÁRRAGOS

Para la masa:

2 tazas de harina integral fina.

1/2 taza de harina de soya.

1 cucharada de sal.

1/4 de taza de aceite.

1 taza de agua tibia.

1 cucharada de levadura fresca.

1/2 taza de agua tibia.

1 cucharada pequeña de azúcar.

1 cucharada de harina.

Cubierta:

1 y 1/2 taza de salsa de tomate para pizza.

1 lata de espárragos al natural.

1 chorro de aceite.

1 pizca de orégano.

Modo de preparar:

Ponga media taza de agua tibia en un recipiente, agregue levadura, azúcar y harina. Mezcle muy bien todo, tape el recipiente y deje hasta que la levadura fermente, aproximadamente diez minutos.

En otro recipiente ponga la mezcla. Haga un hueco en el centro e incorpore el aceite, la levadura y un poco de agua tibia. Amase con las manos hasta obtener una mezcla uniforme. Tape la masa con un paño limpio, deje reposar durante dos horas, o hasta que duplique su tamaño.

Estire la masa, coloque sobre un molde de pizza previamente engrasado. Deje reposar diez minutos más para que la masa esponje. Meta al horno y cocine 10 minutos a temperatura alta. Retire, coloque los espárragos y espolvoree con tomillo y un poco de aceite. Lleve al horno y deje cocinar los espárragos. Al sacarla,

corte la pizza en ocho rebanadas, cada porción equivaldrá a una. Acompañe con ensalada y consuma únicamente a la hora de la comida.

PECHUGA CON BRÓCOLI

2 papas cocidas.

6 pechugas en bistec.

2 tazas de caldo de verduras.

500 grs. de brócoli.

1 cebolla rebanada.

1 cucharada de estragón.

1 cucharada de fécula de maíz.

1/2 taza de leche descremada.

1/2 cucharada de sal.

Modo de preparar:

Ponga a calentar el caldo de verduras, vierta las pechugas y deje hervir hasta que estén bien cocidas; debe
quedar algo de caldo. Retire del fuego y ponga encima
el brócoli y tape para que el calor cueza la verdura.

Aparte, disuelva la fécula de maíz en la leche,
ponga en una cacerola y deje a fuego medio hasta
que espese la salsa. Cuando esto suceda, vierta en la
cacerola del pollo. Agregue las papas cocidas y la cebolla en rebanadas, revuelva todo muy bien y sirva caliente. Una porción equivale a una pieza de pollo con

un poco de brócoli. Es un platillo ideal para la hora
de la comida.

TOMATES AL HORNO

50 grs. de margarina (mantequilla).

4 tomates rojos medianos.

1/2 cucharada de perejil (picado).

2 dientes de ajo.

1 pizca de sal.

1 pizca de pimienta.

Modo de preparar:

Lave los tomates, corte a la mitad y retire las semillas.
Pele los ajos y quíteles el brote central. Amase la mantequilla y agregue el ajo y el perejil picado. Coloque
sobre los tomates.

Ponga los tomates sobre una fuente para horno,
deje que se cocinen durante veinticinco minutos a
temperatura moderada, o hasta que estén tiernos.
Sirva adornados con hojas de albahaca fresca. Una
porción equivale a dos mitades. Acompañe con ensalada, y sirva durante la comida.

TOMATES CON HIERBAS

12 tomates rojos.

2 cucharadas de aderezo de hierbas.

1 pizca de pimienta.

1 pizca de sal.

Modo de preparar:

Lave y corte los tomates. Retire las semillas y condimente con el aderezo, la sal y la pimienta. Rocíe con aceite de oliva. Llévelos al refrigerador y deje que reposen por lo menos dos horas. Una porción equivale a cuatro mitades.

PESCADO AL EPAZOTE

1 kg. de pescado en trozos.

3 tazas de epazote picado.

3 chiles verdes de árbol.

1 cebolla.

3 dientes de ajo.

250 grs. de tomate verde.

1 cucharada de aceite de maíz.

Modo de preparar:

Haga una salsa con todos los ingredientes a excepción del pescado y el aceite. Ponga todo en una cacerola, deje que se sazone, cuando esto suceda, añada los trozos de pescado y deje hasta que todo esté bien cocido. Retire y sirva caliente; una porción equivale a un plato con dos trozos de carne de pescado. Sirva durante la comida.

POLLO EN ACHIOTE

1 kg. de pollo sin piel.

1/2 barra de achiote.

1 y 1/2 tazas de jugo de naranja agria.

1/2 taza de vinagre de manzana.

5 hojas de aguacate.

5 hojas de plátano.

5 dientes de ajo.

1 hoja de tomillo.

1 hoja de laurel.

1 cucharada de sal.

Modo de preparar:

Lave el pollo y deje marinar en una mezcla preparada con el ajo, la sal, la pimienta, las hierbas de olor (tomillo, laurel) y el vinagre. Deje que repose como mínimo cinco horas. Disuelva el achiote en jugo de naranja y añada. Ponga en un recipiente las hojas de plátano como cama, ponga encima la carne y cubra con las hojas de aguacate. Hornee hasta que el pollo esté perfectamente cocido.

Ensaladas

ENSALADA AGRIDULCE

2 cucharadas de vinagre.

3 cucharadas de aceite de oliva.

1 cucharada de jugo de limón.

2 cucharadas de salsa de soya.

1 cucharada de azúcar clara.

3/4 de taza de apio (picado).

1 taza de zanahoria (rallada).

1 taza de manzana (picada).

Modo de preparar:

Mezcle el aceite, el vinagre, el jugo de limón, la salsa de soya y el azúcar. Ponga todo en una ensaladera. Agregue el aderezo revolviendo muy bien, deje reposar en el refrigerador y luego sirva. Una porción equivale a un plato de esta ensalada. Acompañe junto con uno de los platos fuertes.

ENSALADA DE COL

3 tazas de col (rallada).

2 zanahorias (ralladas).

2 tallos de apio (picado).

1/2 cucharada de sal.

1 pizca de pimienta.

2 cucharadas de aceite de oliva.

3 cucharadas de yogur natural descremado.

1 cucharada de ajo en polvo.

Modo de preparar:

Lo primero que haremos será un rico aderezo con el yogur, el aceite de oliva y el ajo en polvo, mezcle todo muy bien. Coloque el resto de los ingredientes en un platón y vierta encima el aderezo, luego sazone con sal y pimienta. Una porción equivale a un plato pequeño.

ENSALADA DE ESPINACAS

2 manojos de espinacas.

1 taza de champiñones (rebanados).

1 cebolla mediana (rallada).

2 cucharadas de aceite de oliva.

3 cucharadas de vinagre de manzana.

3 cucharadas de ajonjolí.

1/2 taza de piñones.

Modo de preparar:

Corte muy bien todos los ingredientes, coloque en un recipiente para ensaladas y vierta encima el vinagre y el aceite. Una porción equivale a un plato pequeño, el cual se acompaña con uno de los platos fuertes.

ENSALADA DE HONGOS

3 cucharadas de vinagre de manzana.

2 cucharadas de aceite de oliva.

1 pizca de orégano.

2 tazas de nopales (cortados en rajas).

1/2 manojo de cilantro picado.

1/2 taza de cebolla (rebanada).

3 tomates rojos (sin piel y sin semillas).

3 tazas de hongos (rebanados).

Modo de preparar:

Acomode todos los ingredientes en un recipiente para ensaladas, luego vierta encima el vinagre y el aceite. Sirva acompañada con uno de los platos fuertes. Una porción equivale a medio plato.

ENSALADA MIXTA

1 lechuga romana.

3 tallos de apio (cortados en trozos).

1 zanahoria (rallada).

6 rábanos (cortados en rodajas).

1/2 cebolla (en rodajas).

3 tomates rojos (cortados en cuartos).

2 cucharadas de aguacate.

3 cucharadas de aceite de oliva.

3 cucharadas de vinagre de manzana.

Modo de preparar:

Ponga todos los ingredientes en una ensaladera, agregue encima el aceite de oliva y el vinagre de manzana. Por último, adorne con el aguacate. Una porción equivale a un plato de esta ensalada.

ENSALADA DE TOMATE Y ACEITUNAS

100 grs. de queso descremado.

3 cucharadas de aceite de oliva.

1 pizca de pimienta.

20 aceitunas verdes deshuesadas (cortadas en rodajas).

3 tomates rojos.

Modo de preparar:

Corte los tomates y acomódelos en un platón. Ponga en el centro el queso, previamente cortado, coloque encima las aceitunas. Con el aceite, bañe la ensalada y luego sazone con sal y pimienta. Una porción equivale a un plato de esta ensalada.

TRIGO EN ENSALADA

1/2 taza de vinagre de manzana.

1/2 taza de cebolla (picada).

2 cucharadas de pimienta.

5 tomates rojos (sin piel y sin semillas).

1 taza de trigo lavado.

3 tazas de perejil picado.

1/4 de taza de aceite de oliva.

1 pizca de sal.

1/2 taza de hojas de menta picadas.

Modo de preparar:

El trigo se debe dejar remojar una noche anterior, al día siguiente, escurra. Ponga el trigo en una ensaladera, agregue media taza de agua hirviendo y deje reposar veinte minutos. Vierta el vinagre y deje reposar quince minutos más.

Cuando haya transcurrido este tiempo, añada el resto de los ingredientes, a excepción del aceite de oliva y revuelva perfectamente. Incorpore el aceite y termine de mezclar. Una porción equivale a un plato; se acompaña con cualquiera de los platos fuertes.

Postres para diabéticos

BAVAROIS DE FRESA

250 mls. de leche descremada.

2 yemas de huevo.

150 grs. de fresas.

15 grs. de gelatina.

15 grs. de harina de maíz.

150 grs. de crema líquida.

Edulcolorante al gusto.

Modo de preparar:

Ponga la gelatina en agua unos diez minutos antes. Pase las fresas por una batidora. Disuelva la harina de maíz con tres cucharadas de leche y añada las yemas, disolviéndolas también.

Ponga en una cacerola la leche con la mitad del edulcorante a hervir. Cuando hierva se añade despacio, sin dejar de remover, la mezcla de harina de maíz con las yemas y se sigue removiendo hasta que vuelva a hervir. Incorpore la gelatina escurrida y retire, cuele y remueva un poco hasta que se enfríe.

Cuando esté frío, incorpore el puré de fresas y la crema batida con el resto del edulcorante. Este postre aporta unas 230 calorías por ración, la cual consiste en un trozo de 10 centímetros aproximadamente.

GALLETAS INTEGRALES DE NARANJA

200 grs. de harina integral.

70 grs. de copos de salvado.

2 cucharadas pequeñas de levadura.

Ralladura de una naranja.

1 pizca de sal.

60 grs. de margarina.

70 grs. de puré de papa.

Edulcorante líquido.

1 huevo.

3 cucharadas de jugo de naranja.

1 cucharada pequeña de margarina vegetal.

Modo de preparar:

Caliente el horno a 180° C. Mezcle la harina, el salvado, la levadura, la ralladura de naranja y la sal. Ponga la margarina en trocitos y trabaje la masa hasta que parezca pan rallado. Agregue el edulcorante al puré de papas y a éste añada a toda la mezcla. Bata todo junto con el huevo y el jugo de naranja hasta obtener una pasta firme.

Estire la masa sobre una tabla enharinada hasta que quede delgada. Corte en círculos o cuadrados de cinco centímetros aproximadamente. Ponga sobre una placa para horno engrasada y hornee durante veinte minutos, hasta que estén crujientes pero no tostadas.

Deje enfriar sobre una rejilla y guarde en un recipiente hermético. Hay que tener cuidado con la ingesta de una cantidad demasiado elevada de estas galletitas pues cada una tiene 50 calorías, 2 gramos de grasas y 10 gramos de carbohidratos.

SORBETE DE LIMÓN

1 vaso de leche descremada.

1 vaso de jugo de limón.

Ralladura de limón.

1 clara de huevo.

Edulcorante líquido.

Modo de preparar:

Mezcle todos los ingredientes en la batidora, añada el edulcorante líquido al gusto. Ponga todo en el congelador y cuando esté frío, agregue la clara a punto de nieve; mezcle todo bien. Vuelva a meter la mezcla al congelador hasta que esté helada. Consuma en este estado. Una ración de este postre (un plato pequeño) aporta 25.6 grs. de carbohidratos y 8.5 grs. de grasas.

TARTA DE HOJALDRE

90 grs. de mermelada light de frambuesa (sin azúcar ni fructosa).

200 grs. de hojaldre.

300 grs. de requesón.

1 huevo.

1 yogur descremado.

3 cucharadas pequeñas de colorante líquido (para la crema).

2 tazas de agua.

Modo de preparar:

Para la base, extienda el hojaldre y colóquelo en el recipiente para horno. Pinche con un tenedor para que no aumente mucho volumen al hornear. Meta al horno a 200° C hasta que esté dorado. Saque y deje enfriar.

Después, para el relleno, mezcle en un recipiente el requesón, el yogur, un huevo y tres cucharaditas de colorante. Vierta el resultado sobre la base de la tarta e introduzca en el horno a 180° C nuevamente durante diez minutos.

Para la cobertura, mezcle la mermelada, el agua y una cucharadita de harina de maíz. Cocine a fuego suave y llévela a ebullición sin dejar de remover. Retire cuando se haya evaporado parte del agua y deje templar. Cuando esté tibio vierta sobre la tarta. Una porción equivale a una rebanada, la cual nos aportará 83 calorías.

DULCE DE MANZANA

Para la tarta:

1 taza de harina.

1/2 cucharada de nuez moscada molida.

1/2 cucharada de canela molida.

1 pizca de sal.

1 pizca de azúcar.

3 cucharadas de margarina.

1 huevo.

2 cucharadas de leche descremada.

2 manzanas grandes para hornear (con el interior limpio y troceado).

Para la cobertura:

1 pizca de azúcar.

1 pizca de canela molida.

Modo de preparar:

Mezcle la harina, la nuez moscada, la canela y la sal. Aparte, bata el azúcar y la margarina hasta que esté espumosa. Añada el huevo y la leche, remueva bien. Después mezcle todo poco a poco en tres tiempos, con una cucharada y uniendo las manzanas. Coloque en un recipiente engrasado. Añada la pizca de azúcar y de canela; lleve al horno y deje 45 minutos observando su evolución, pues la señal de que ya estará listo es el dorado de los bordes. Corte en seis rebanadas, cada una equivale a una porción.

NATILLAS

50 grs. de harina de maíz.

3 yemas de huevo.

1/2 litro de leche descremada.

1 trozo de ralladura de limón.

Edulcorante artificial.

Modo de preparar:

Ponga la harina de maíz en un recipiente y añada un poco de leche fría, diluya perfectamente. Agregue las yemas mientras bate.

En una cacerola ponga el resto de la leche con la ralladura de limón y el colorante. Cuando haya hervido un poco, retire del fuego y añada la mezcla lentamente y sin dejar de remover. Una vez mezclado todo, vuelva a poner al fuego a hervir. Cuando espese retire y coloque en las tazas (que serán su medida), espolvoreando un poco de canela en polvo encima. Cada taza equivale a una porción, la cual aporta 684 calorías.

GELATINA DE MANZANA

I sobre de gelatina sin sabor.

I manzana.

2 tazas de agua.

Edulcorante.

Modo de preparar:

Ponga a hervir una taza de agua. Corte la manzana en dos. Quítele la piel y las semillas. Licue una mitad con la otra taza de agua y el colorante. Coloque en un recipiente el sobre de gelatina. Agregue el agua hirviendo y disuelva. Añada el jugo de manzana y la otra mitad cortada en trocitos. Ponga unas gotas de color vegetal. Mezcle muy bien todo y refrigere. Una porción equivale a un plato pequeño, el cual nos aportará 80 calorías.

FLAN DE CHOCOLATE

10 grs. de pudín de chocolate en polvo.

150 ml de leche descremada.

1/2 clara de huevo.

Sacarina líquida.

Modo de preparar:

Disuelva el pudín en polvo en un poco de leche fría. Hierva el resto de la leche. Retire del fuego y añada el pudín que disolvió, remueva constantemente. Agregue la sacarina líquida.

Aparte, bata la clara de huevo a punto de nieve, luego incorpore en el pudín. Vierta en dos copas y ponga en el refrigerador por lo menos una hora antes de consumirse. Cada copa equivale a una porción, la cual nos aportará 250 calorías.

BIZCOCHOS

3 huevos.

1 sobre de levadura.

175 grs. de harina.

1 yogur natural.

33 grs. de leche descremada.

Ralladura de un limón.

Edulcorante líquido.

Modo de preparar:

Precaliente el horno a 200° C. Separe las claras de las yemas. Bata las claras junto con el colorante hasta que estén firmes. Reserve.

Aparte, mezcle los demás ingredientes y añada las claras despacio para que no pierdan demasiado volumen. Impregne las paredes del recipiente con un poco de margarina y después con harina para evitar que el bizcocho se pegue. Hornee durante una hora. Una porción aporta 185 calorías.

GALLETAS DE MARGARINA

2 y 1/2 tazas de harina de trigo.
8 cucharadas de margarina.
4 cucharadas de colorante.

Modo de preparar:

Mezcle muy bien todos los ingredientes hasta formar una masa suave y pareja. Distribuya en pequeñas bolitas sobre una bandeja engrasada y enharinada. Lleve al horno ya precalentado a una temperatura de 177° C. durante siete minutos. Retire del horno y deje enfriar. Cada galleta aporta 45 calorías. Y para saber su tamaño correcto, le diremos que de esta mezcla deberá obtener 45 galletas.

MANZANAS AL HORNO

1/4 de taza de nuez picada.
4 manzanas medianas.

Canela en polvo (al gusto).

Lecitina de soya.

Modo de preparar:

Retire el corazón a cada una de las manzanas, rellénelas con nuez picada y canela. Póngalas en un refractario engrasado con lecitina de soya. Tape con papel aluminio y hornee a 50° C, durante treinta minutos. Cada porción equivale a una manzana horneada, la cual nos aportará cien calorías.

BUDÍN DE MANZANA

5 cucharadas de azúcar mascabado.

4 manzanas grandes (de preferencia amarillas).

2 huevos enteros.

1/4 de taza de harina integral.

1 taza de leche descremada.

Lecitina de soya en jalea.

Modo de preparar:

Pele y corte las manzanas en trozos; luego, en la licuadora, bata junto con la leche, las claras y el azúcar; cuando se hayan incorporado bien, agregue la harina y siga mezclando hasta obtener una masa uniforme.

Engrase un molde con la lecitina, vierta encima la mezcla anterior y lleve al horno a fuego moderado. La señal de que estará listo es que cuando meta un tenedor, éste salga limpio. Corte en rebanadas pequeñas, las cuales equivaldrán a una porción, que nos aportará 250 calorías.

NIEVE DE MELÓN

l/2 taza de queso cottage.
3 cucharadas de azúcar mascabada.
3 melones maduros.
l cucharada de vainilla.

Modo de preparar:

Pele los melones y retíreles las semillas; extraiga la pulpa y llévela hasta la licuadora donde la mezclará con el resto de los ingredientes. Bata muy bien hasta que resulte una pulpa. Ponga en un recipiente y meta al congelador por treinta minutos. Saque y vuelva a licuar, después lleve la mezcla nuevamente al refrigerador. Repita la operación tres veces más. Finalmente, deje que se congele bien. Una porción equivale a un vaso pequeño, una taza o un plato del mismo tamaño. Este postre nos aporta 250 calorías por cada porción.

POSTRE DE CAFÉ

4 yemas de huevo.

3 cucharadas de azúcar mascabada.

1 pizca de sal.

½ taza de café ya preparado (muy cargado).

Modo de preparar:

Mezcle todos los ingredientes, a excepción del café; ponga a baño María y vaya añadiendo poco a poco el café, bata hasta que se vaya espesando. Retire del fuego y sirva en moldecitos pequeños. Meta al refrigerador y sirva frío; cada porción contiene 250 calorías.

BUÑUELOS DE NUEZ

1/8 de cucharada de cremor tártaro.

3 cucharadas de azúcar mascabada.

2 claras de huevo.

1/8 de cucharada de sal.

1/2 taza de nuez picada.

1/2 cucharada de vainilla.

Modo de preparar:

En un tazón ponga las claras y comience a batir, de preferencia con una batidora; cuando comience a espumar, agregue el cremor tártaro y la sal; bata hasta que estén a punto de turrón, agregue el azúcar pero muy despacio, una cucharada a la vez, y cuando ésta se haya mezclado, vierta la siguiente. Luego añada la vainilla. Deje de batir y agregue las nueces picadas, revuelva muy suavemente, de manera envolvente, hasta que se incorporen bien.

Forre una charola de hornear con papel aluminio, sin engrasar. Coloque pequeñas porciones de la mezcla en ella, dejando suficiente espacio entre cada una. Hornee a 125° C, durante 45 minutos hasta que estén de color blanco cremoso.

Apague el horno y deje enfriar los buñuelos, sin retirarlos del mismo. Tienen que estar ahí dentro aproximadamente dos horas; pasado este tiempo, saque y despegue con mucho cuidado cada uno de los buñuelos. Una porción equivale a un buñuelo, que aportará 250 calorías si son de cinco centímetros.

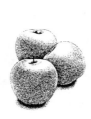

Comentario final

Si usted padece diabetes, no significa que no pueda comer dulces. Las personas con diabetes pueden comer postres, utilizar edulcorantes y aun así mantener su nivel de glucosa (azúcar) en la sangre dentro de los parámetros normales. En este libro le hemos demostrado que puede llevar una vida normal, libre de preocupaciones, pero sí consciente de lo que le está sucediendo.

Ahora bien, en las recetas de postres, usted habrá encontrado entre los ingredientes edulcorantes artificiales, pero le recomendamos que los pida en las tiendas como edulcolorantes, ya que son muy diferentes a los colorantes que se adquieren para otro tipo de postres. En la actualidad se ha descubierto que productos como la miel, el azúcar negra, los edulcolorantes y la melaza pueden aportarle a nuestros postres sabores inigualables sin que nos afecte.

En el pasado, se recomendaba a las personas con diabetes que evitaran el azúcar. Los expertos consideraban que consumir azúcar elevaba rápidamente la glucosa en la sangre a niveles demasiado altos. Algunas personas incluso pensaban que consumir azúcar provocaba diabetes, un concepto que hoy sabemos que es falso. La investigación demostró que el azúcar tiene el mismo efecto sobre la glucosa en la sangre que otros carbohidratos, como los provenientes del pan o de la papa. Caloría por caloría, el azúcar eleva el nivel de glucosa en la sangre en forma similar a otros carbohidratos. Por lo tanto, en la actualidad, los expertos nos ayudado a liberarnos del mito: únicamente debemos evitar el azúcar refinada. Aunque, indudablemente, la mayoría de los dulces y los postres no aportan los importantes minerales y vitaminas que se encuentran en los alimentos más saludables; por ese motivo, debemos asegurarnos de seguir consumiendo los nutrimentos que necesitamos, pues lo que sí puede llegar a afectarnos son las calorías y grasas que los dulces contienen.

Sin embargo, estamos seguros de que usted ya ha aprendido a cuidarse y consumir los alimentos que no le afectarán, y ése ha sido nuestro objetivo. Ahora sabe que cualquier persona con diabetes puede llevar una vida normal, en la que no debe reemplazar comidas importantes; y por qué no, hasta puede llegar a darse de cuando en cuando ciertos lujos.

Índice

Ésta obra se terminó de imprimir:

en Octubre del 2009 en

Los talleres de **LITOGRÁFICA TAURO S.A.**

Andrés Molina Enríquez 4428 Col. Viaducto Piedad

C.P. 08200 México D.F; Tel 5519-3669 y 5519-7744

Se tiraron 1,000 ejemplares más sobrantes